NOTICE

SUR LES EAUX ALCALINES ET FERRUGINEUSES

D'AMPHION-LES-BAINS

(PRÈS D'ÉVIAN)

PAR

ALPHONSE ALRIQ

docteur en médecine à Villeréal (Lot-et-Garonne),

directeur du service médical à Amphion (Haute-Savoie),

médecin consultant à Evian-les-Bains.

———

THONON

IMPRIMERIE CHABLAISIENNE. — J. PLANTAZ.

—

1869

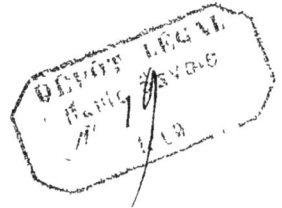

NOTICE

SUR LES EAUX ALCALINES ET FERRUGINEUSES

D'AMPHION-LES-BAINS

NOTICE

SUR LES EAUX ALCALINES ET FERRUGINEUSES

D'AMPHION-LES-BAINS

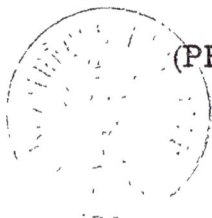

(PRÈS D'ÉVIAN)

PAR

ALPHONSE ALRIQ

docteur en médecine à Villeréal (Lot-et-Garonne),
directeur du service médical à Amphion (Haute-Savoie),
médecin consultant à Evian-les-Bains.

———

THONON

IMPRIMERIE CHABLAISIENNE. — J. PLANTAZ.

———

1869

AVANT-PROPOS

Les eaux minérales tendent à prendre une place de plus en plus prépondérante dans le traitement des maladies chroniques; et les innombrables guérisons qu'elles procurent chaque année leur donnent une vogue, qui, pour plusieurs d'entre elles, s'accroît dans des proportions colossales (1). Cependant, il y a quelques années à peine, on trouvait dans le monde et même dans le corps médical, un grand nombre de sceptiques qui ne croyaient pas à l'efficacité des eaux minérales, et qui attribuaient leur vogue à un caprice de la mode, leurs bons effets au changement d'air, de régime, etc... Aujourd'hui, la lumière s'est faite et aveugle les plus incrédules. Les baigneurs affluent de plus en plus aux stations thermales : les uns viennent y chercher la santé, les autres le plaisir, et l'on voit, autour d'une source naguère solitaire et délaissée, surgir comme par enchantement des hôtels splendides, d'élegantes villas qui se groupent, se confondent, et finissent par former des cités qui apportent la richesse et la vie à des pays jadis pauvres et ignorés.

A quoi devons-nous attribuer cette vogue toujours croissante et ce revirement de l'opinion vis-à-vis des eaux minérales?

1º Aux progrès de la chimie qui, en découvrant et en dosant leurs principes constitutifs, a donné en partie la raison de leurs effets curatifs, a apporté une sanction nouvelle à

(1) Vichy ne comptait, il y a une dizaine d'années, que 5 à 6 mille baigneurs, en 1868 il en a compté 25,000.

leur expérience clinique, et même, a ouvert de nouveaux horizons à leurs applications thérapeutiques.

2° Au talent et au labeur persévérant de ce groupe de médecins distingués (inspecteurs et médecins consultants) qui, par des ouvrages sérieux et réfléchis, initient, tous les ans, le public médical à leurs découvertes, et, en lui signalant les cures obtenues, le mettent à même d'apprécier sainement les résultats de leurs observations et la valeur thérapeutique des eaux qu'ils dirigent.

3° A l'intelligente activité des propriétaires ou directeurs des établissements thermaux, qui, par une large publicité, répandent partout le nom de leurs sources, vantent (quelquefois outre mesure) leur efficacité, et font en général les plus louables efforts pour grouper autour d'elles le comfort, les agréments et les distractions qui permettent aux baigneurs de réaliser l'*utile dulci* du poëte.

4° Enfin l'usage des eaux minérales tend à se généraliser de plus en plus, parce qu'il répond à un besoin réel de notre époque, besoin qui, seul, les mettrait à l'abri du caprice et de l'inconstance de la mode.

Je développe ma pensée.

Au moyen-âge, on vivait peu par l'esprit : la force remplaçant le droit, on n'élevait les hommes que pour la guerre; aussi les exercices du corps étaient seuls en honneur, et l'on voyait les plus grands seigneurs se targuer de leur ignorance et se vanter de ne pas savoir écrire. Quant au menu peuple, aux serfs : ils naissaient et mouraient sur la glèbe qu'ils arrosaient de leurs sueurs. Qu'avaient à faire les eaux minérales à cette sombre époque?

Aujourd'hui nous sommes tombés dans l'excès contraire. Nous vivons surtout par le cerveau, et ne donnons pas une assez grande place aux exercices physiques, pourtant si nécessaires au jeu régulier de nos fonctions. A dix ans, on met l'enfant au collége; 14 heures par jour, on le fait pâlir, immobile et muet, sur des livres qu'il ne comprend pas le plus souvent. Et cependant, il lui faudrait de l'air, du soleil, de l'espace, à cet enfant dont la vie physique est si active! Plus tard, il devient avocat, médecin, commerçant, employé...

Il sait que, pour réussir dans des carrières si encombrées, il faut un travail opiniâtre, une grande énergie; aussi travaille-t-il sans cesse et néglige-t-il les lois les plus élémentaires de l'hygiène. Plus de promenades à la campagne, plus d'exercice après le repas, plus de longues nuits de sommeil; ne faut-il pas vivre, arriver à la fortune et satisfaire aux exigences d'un luxe insensé et toujours croissant? Un beau jour, cependant, l'équilibre de ses fonctions vient à se rompre, l'innervation s'abaisse et occasionne des digestions difficiles, douloureuses : son cerveau fatigué s'alourdit et s'embarrasse surtout après les repas; il comprend que la dyspepsie arrive avec son cortége si varié de désordres fonctionnels : il quitte à regret ses affaires ou ses clients et va à Vichy, à Evian, à Amphion, reprendre de nouvelles forces pour de nouvelles luttes.

Les cas de ce genre fourmillent dans la pratique; un travail cérébral excessif, l'absence d'air et d'exercice, l'oubli des lois de l'hygiène, les passions tristes, les ambitions déçues, voilà selon moi les causes principales de ces dyspepsies, de ces affections névropathiques qui affligent notre génération si inquiète, si nerveuse, si troublée par ce défaut d'équilibre entre le moral et le physique.

Aussi les hommes qui travaillent beaucoup par l'esprit, les femmes du monde, les habitants des grandes villes surtout, comprennent-ils qu'il leur faut, tous les ans, quelques jours de repos, de calme, de solitude, loin du bruit des villes et du tourbillon des affaires. Et quel lieu plus approprié peuvent-ils choisir qu'une station thermale où ils trouveront presque toujours un bon air, un régime confortable, une société choisie, et surtout, une eau minérale qui leur rendra l'appétit, les forces, la gaîté qui accompagne toujours la santé.

Voilà pourquoi je disais plus haut que l'usage des eaux minérales répond à un besoin réel de notre époque.

Partant de cette idée, je crois rendre un véritable service à l'humanité en signalant au public médical l'existence d'un établissement thermal trop peu connu, surtout en raison de l'importance et de l'efficacité des eaux qu'il possède. Je veux parler des sources alcalines et ferrugineuses d'Amphion près Evian.

Appelé par la confiance de M. Chéronnet, son propriétaire, à la direction médicale de cet établissement, mon premier devoir est de faire connaître à mes confrères les ressources qu'il peut offrir au double point de vue de son installation et de la valeur thérapeutique de ses eaux.

Tel est le but de ce travail qui, à défaut d'autre mérite, aura celui d'être consciencieux et de ne pas sacrifier la vérité scientifique aux intérêts de la spéculation : d'ailleurs, à défaut d'expérience personnelle, je m'appuie sur des autorités qu'on ne contestera pas. Il me suffira de citer les noms : de MM. les docteurs Rieux, ex-inspecteur, Andrier, Manget, Davet, Dupraz, qui, dans des ouvrages où la beauté de la forme le dispute à la solidité du fond, ont tous constaté les excellents effets des eaux d'Amphion.

Avant de terminer cet avant-propos, qu'on me permette quelques explications destinées à calmer certaines susceptibilités faciles à s'éveiller, à rassurer quelques intérêts prompts à s'alarmer.

Amphion, après avoir été l'origine de la prospérité d'Evian, n'occupe depuis longues années qu'une place tout-à-fait accessoire dans le traitement thermal par les eaux de cette dernière localité. Il veut aujourd'hui sortir de ce rôle secondaire pour devenir, non le rival de son heureuse voisine, mais son émule. Pour nous, nous croyons cette prétention parfaitement justifiée par l'antique réputation de sa source ferrugineuse et par la possession de plusieurs sources alcalines, en tous points semblables à celles d'Evian comme minéralisation et comme effets thérapeutiques. Quand on a, comme la source ferrugineuse, quatre cents ans de vertus et de bonne renommée, on a le droit de s'émanciper et même de prendre sous sa tutelle les jeunes sources alcalines qui donnent déjà plus que des espérances : aussi avons-nous la confiance que les naïades d'Evian n'en voudront pas à leurs sœurs d'Amphion, si ces dernières font des frais de coquetterie et de toilette pour attirer et fixer l'étranger.

D'ailleurs, pour tout esprit impartial, il est évident que,

vu le peu de distance qui les sépare, les intérêts de ces deux stations sont solidaires et sont même appelés à devenir communs. Dans quelques années, lorsque leurs eaux auront acquis la réputation qu'elles méritent à si juste titre, la route qui relie ces deux localités se transformera en un magnifique boulevard bordé d'élégants chalets, de gracieuses villas, cachés comme des nids dans les arbres qui bordent le chemin(1).

Amphion sera alors les Champs-Elysées d'Evian.

(1) Cette prévision commence déjà à se réaliser : on admire, en effet, tout près d'Amphion, l'élégant chalet du regrettable comte Walewski, les jolies villas de MM. Giraud, Anselme Petetin, Chevalier, etc.

TOPOGRAPHIE

AMPHION est situé dans le département de la Haute-Savoie, sur la rive septentrionale du lac Léman, entre Thonon et Évian et à quelques minutes de cette dernière localité, à laquelle il se relie par la belle route du Simplon, impérissable souvenir de la domination française sous le premier empire. Il se compose d'un beau parc d'un kilomètre de longueur, placé entre la route et le lac, et renfermant les sources, l'établissement des bains et trois magnifiques hôtels offrant aux baigneurs tout le comfort désirable.

« Il est difficile, dit le docteur Manget, de voir quelque chose de plus paisible, de plus retiré, de plus pastoral que l'établissement d'Amphion. C'est une douce retraite, une charmante villa dont les murs plongent dans le lac, se mirant dans ses eaux limpides. On s'y rend à son choix par une grande route bien ombragée, que parcourent, six fois par jour, des omnibus, ou mieux encore par eau, au moyen d'un charmant bateau de promenade. Un jardin anglais en amphithéâtre, tourné vers le lac, bien planté d'arbres et de bosquets touffus, en pente douce avec des rampes bien ménagées, sert d'avenue à l'établissement du côté de la terre et un joli débarcadère laisse arriver par le lac les bateaux à vapeur, jusqu'au pied des murs de la maison.

« Table d'hôte convenable, salon de lecture et de conversation, frais ombrages du jardin, terrasse au bord du lac, chambres spacieuses, batelets de promenade comme à Evian, tout a été installé par le propriétaire de l'établissement pour ajouter aux charmes que la nature a prodigués à ces beaux lieux. » (1)

Tout le monde sait que la situation topographique d'une station thermale, les qualités de l'air qu'on y respire, influent énormément sur ses résultats thérapeutiques. Sous tous ces rapports, et comme station d'été, Amphion ne laisse rien à désirer. Situé sous le 46° 20 lat. N et le 4° 25 long. E du méridien de Paris, il appartient à la zône des climats tempérés. L'été, la chaleur n'y est jamais excessive : car il est adossé au pied d'une colline qui l'abrite contre les vents du midi ; son atmosphère est constamment renouvelée par les brises du lac et les zéphyrs des montagnes du

---

(1) Docteur Manget. Promenade médicale aux eaux minérales d'Evian. Paris 1862, page 57 et 58.

Jura qui lui apportent les vents du Nord. De plus, les arbres magnifiques de son parc, les futaies séculaires de sa colline, tout en lui donnant l'ombre et la fraîcheur, déversent des torrents d'oxygène ozonisé qui purifient l'air et, en activant l'hématose, sont d'un grand secours dans toutes les affections caractérisées par la langueur des fonctions de la circulation. On n'y respire jamais cet air lourd, brûlant, qui, en ajoutant son action dépressive à l'action plus dépressive encore de certaines eaux alcalines fortement minéralisées, met souvent les malades dans un état nerveux des plus pénibles et compromet ou paralyse les bons effets de leur traitement. Aussi, croyons-nous que cet ensemble admirable de conditions hygiéniques est bien fait pour compenser les avantages qu'ont sur nous certaines eaux bi-carbonisées sodiques plus fortement minéralisées (1).

Amphion est le plus beau point de vue de l'Europe, dit M. Joseph Dessaix, dans un charmant livre intitulé : *Evian-les-Bains, guide du baigneur et du touriste*. Cette assertion de l'élégant historien de la Savoie ne paraîtra nullement exagérée aux étrangers qui visiteront cette oasis. En effet, par un beau soleil, montez en haut de la colline qui l'abrite et vous aurez devant vos yeux le panorama le plus imposant et le plus varié tout à la fois. Au nord, les cîmes neigeuses du Jura dont les dernières assises viennent presque baigner leurs pieds dans le lac ; à l'est et sur le premier plan, la dent d'Oche dont les deux formidables aiguilles semblent déchirer les nuages; plus loin, les riches plateaux du Vallais qui s'échelonnent jusqu'aux Alpes bernoises ; à l'ouest, la luxuriante plaine qui s'étend vers Thonon jusqu'aux frontières de Genève ; au midi, les Alpes du Faucigny, et à vos pieds le lac Léman, cette mer des Alpes, qui baigne Genève, Lausanne, Vevey, Evian, et qui a pour ceinture une foule de châteaux, de chalets, de villas, perles enchâssées autour de ce saphir liquide.

Comme la distraction et l'exercice forment une partie importante du traitement par les eaux minérales, je dois dire quelques mots des environs d'Amphion.

Si vous aimez la promenade sur l'eau et que vos bras ne soient pas trop débiles, prenez un batelet et ramez vers Evian où vous arriverez en une demi-heure. Vous y visiterez le bel établissement des bains, et après vous être reposé quelques instants sous les frais ombrages de son parc, vous reviendrez tout doucement à Amphion où vous attendent une bonne table et une société choisie. Cet exercice, ce bain d'air et de soleil, tout en fortifiant vos muscles, produiront une excitation salutaire dans votre organisme et ramèneront, les eaux aidant, l'équilibre dans vos fonctions. Pour vous, Mesdames, l'on couvrira le bateau d'une tente qui vous préservera des rayons d'un soleil trop ardent et deux vigou-

---

(1) Les médecins de Vichy ont si bien compris les inconvénients des grandes chaleurs de l'été, qu'ils engagent fortement les malades à venir faire leur cure dans les mois de mai, juin et septembre ; mais la mode l'emporte sur les conseils de la science et les baigneurs persistent à s'entasser dans les hôtels de Vichy pendant les chaleurs caniculaires des mois de juillet et d'août.

reux rameurs promèneront votre rêverie, sur ces ondes limpides chantées par Voltaire et Rousseau.

Ceux qui voudront faire le tour du lac, prendront le bateau à vapeur et pourront visiter tour à tour Thonon, la capitale du Chablais, Genève la Rome protestante, Lausanne et sa vieille cathédrale, Vevey la jolie ville, Chillon, prison de Bonnivard, l'illustre défenseur des libertés helvétiques, Clarens, les rochers et la grotte de Meillerie où St-Preux exilé par Julie se mourait d'amour.

A ceux qui veulent avoir une idée de la végétation savoisienne, je recommande le chataignier de Neuvecelle (1) et le poirier du Miroir (2).

A ceux qui aiment la poésie des ruines et les souvenirs historiques qu'elles rappellent, je recommande une excursion au château de Ripaille (3) ou au fort démantelé des Allinges qui a donné l'hospitalité à St-François de Sales, l'apôtre du Chablais (4).

Enfin les amateurs de courses de montagnes trouveront ici une ample satisfaction à leurs goûts. Ils pourront faire l'ascension de la belle Mémise ou des Dents d'Oche, géants de pierre du sommet desquels on découvre le Mont-Blanc, le Mont-Rose et les lacs du canton de Berne, sans parler du lac Léman que l'on embrasse dans toute son étendue.

(1) Cet arbre colossal n'a pas moins de 14 mètres de circonférence et s'élève à 75 pieds de hauteur. (Dessaix). Livre cité.

(2) Son tronc à hauteur d'homme a 3 mètres 45 centimètres de circonférence et ses nombreuses branches qui s'élèvent à plus de 60 pieds de hauteur retombent pour former un berceau sous lequel on pourrait facilement abriter une table de 150 couverts. (Dessaix). Livre cité.

(3) Ripaille était autrefois la résidence des comtes de Savoie pendant l'été. Amédée VII surnommé le comte Rouge y mourut empoisonné, dit-on, par son médecin. Son fils Amédée VIII, après avoir régné pendant 43 ans, conçut l'étrange projet de vivre loin du monde et choisit Ripaille pour sa retraite monastique. Sa réputation de sagesse le fit nommer pape quelque temps après par le concile de Bâle. Cinq ans plus tard il abdiqua la dignité papale devant un concile assemblé à Lausanne et mourut à Genève quelques mois après. (Dessaix). Livre cité.

(4) Au commencement du siècle dernier, le fort fut démoli par ordre du roi Victor Amédée II. Les matériaux furent vendus, mais la chapelle restée debout a été restaurée en 1836 et est devenue le but d'un pélerinage très-fréquenté.

HISTORIQUE

Les sources alcalines d'Amphion ayant été découvertes en 1861 seulement, par le propriétaire actuel, il ne sera question dans ce chapitre que de la source ferrugineuse.

L'usage de cette eau remonte à une époque très-reculée, la découverte de ses effets thérapeutiques paraît due au hasard. Voici du reste ce que raconte la légende du pays. Un propriétaire des environs avait un cheval malade et par conséquent incapable de tout service. Désespérant de le guérir et, ne voulant pas, cependant, par pitié, le faire abattre, il l'abandonna sur les bords du lac, à Amphion. Quelle ne fut pas sa surprise, lorsque passant dans ces lieux quelques jours après, il trouva son fidèle serviteur gras, luisant, plein d'ardeur et de vie. Il paissait l'herbe épaisse qui environnait la source, et allait ensuite se désaltérer à la fontaine qui lui rendit la santé.

« Il existe, dit M. Dessaix, à trois kilomètres d'Evian, une célèbre source ferrugineuse, connue sous le nom de fontaine d'Amphion. Au temps jadis les eaux de cette station hydro-minérale étaient très-courues, car en 1697 Révérend Bernard, gardien des capucins d'Evian, consignait déjà, dans son MERCURE ACATIQUE, les cures merveilleuses qu'elles opéraient.

« On les appelait les eaux d'Evian : la localité ne portait point encore le nom d'Amphion, mais elle était désignée sous celui de Châtagneriaz. La bienfaisante et modeste source n'était abritée que par un pavillon rustique. Au commencement du XVIIIe siècle, les réparations étaient devenues très-urgentes. Le 2 août 1710, Jacques Folliet, notaire et procureur d'Abondance, fut reçu bourgeois de la ville d'Evian, et la somme qu'il dut compter, pour ses lettres de bourgeoisie, servit à payer les frais et fournitures faites au couvert de la Fontaine.

« Cette fontaine était fréquentée au XVIIe et au XVIIIe siècles par les princes de la maison de Savoie, dont la cour attirait tout le grand monde des environs. Quand les ducs de Savoie et les rois de Sardaigne venaient lui demander la santé, ils séjournaient à Evian. Le roi Victor-Amédée II s'en trouva si bien qu'il ordonna d'en acheter le fonds et chargea l'ingénieur Garéla de tracer un plan pour fermer la fontaine, en rendre les abords faciles et les environs commodes et agréables. C'est de cette époque que datent les premières constructions d'Amphion. Il n'y avait alors qu'un petit rocher garni de mousse sur lequel sont venus se reposer les têtes couronnées et une foule de grands seigneurs.

« Plus tard, le vide se fit autour d'elle et la vogue l'abandonna. Les bruits du monde s'éloignèrent et bientôt l'on n'entendit plus que le plaintif murmure du filet d'eau sur les cailloux de la rive.

« Aujourd'hui, l'établissement hydro-minéral d'Amphion offre aux étrangers un site sans rival, le confortable de la vie et le luxe des appartements. Le directeur actuel a fait d'énormes dépenses pour embellir ce séjour. Le pavillon abritant la source d'Amphion, qui fortifie tant d'estomacs débiles, est décoré de cette inscription d'un latinisme de séminaire :

Aquæ Meæ Prosunt Hominibus Infirmis
Omnium Nationum.

« Que dites-vous de ce tour de force ? Prenez la première lettre de chaque mot et vous aurez le nom d'Amphion (1). Ce charmant séjour n'a aucun lien de parenté avec son homonyme, le célèbre musicien de l'antiquité, qui faisait danser les pierres de Thèbes : car ce nom veut dire dans le dialecte du pays, *Petit Ruisseau.* » (2).

Source ferrugineuse bi-carbonatée.

Cette source a aussi été appelée : source ferrugineuse, acidule gazeuse ; on pourrait tout aussi bien l'appeler bi-carbonatée calcique ; mais préférant la classification thérapeutique, nous lui donnerons le nom de source ferrugineuse bi-carbonatée. Si nous voulions justifier ce titre au point de vue de la classification chimique, actuellement en vigueur, nous serions bien embarrassé, car la classification repose sur la considération des acides, et, dans les eaux minérales, le fer n'existe qu'à l'état de base : aussi, l'annuaire a-t-il classé les eaux ferrugineuses dans une sous-division de la classe des eaux acidules-carbonatées. Mais, comme nous préférons adopter la classification thérapeutique, nous rangerons la source qui nous occupe dans le groupe des eaux bi-carbonatées ferrugineuses, qui, d'après M. Durand-Fardel, « ne sont autres que des eaux bi-carbonatées, sodiques, calciques ou mixtes, faibles, mais notablement ferrugineuses ». (3)

Cette définition convient parfaitement à la source d'Amphion, comme il sera facile de le voir, d'après les analyses que nous publions ci-après.

Analyse de l'eau ferrugineuse. — La première fut faite en 1787, par Tingry, le célèbre chimiste de Genève, qui lui consacra un mémoire ; il obtint par 100 livres d'eau :

	Gros	Grains
Acide aérien	5	5
Fer supposé divisé mécaniquement	»	15
Sélen en partie aiguil	»	54
Sel marin calcaire	»	12 forts.
Alcali minéral	»	10
Terre calcaire	2	8
Magnésie	»	15
Terre argileuse dissoluble . . .	»	8
Terre argileuse indissoluble . . .	»	12
Matière extract-résineuse . . .	»	1
TOTAL . . .	8	40

(1) Mes eaux sont utiles aux hommes malades de toutes les nations.
(2) Evian-les-Bains, guide du baigneur et du touriste, pages 78, 79 et 80.
(3) Traité thérapeutique des eaux minérales de France et de l'étranger, et de leur emploi dans les maladies chroniques par Durand Fardel. Paris 1862.

Ce travail indique déjà une notable proportion de fer qui n'existe jamais qu'à faible dose dans les eaux ferrugineuses. Ainsi, l'eau de Spa ne donne que 0,0608 d'oxide de fer par litre dans sa source la plus chargée. L'analyse de Tingry donne à la source d'Amphion 1 centig. 1/2 de fer par litre. En 1859, lorsque la Savoie fut réunie à la France, M. Chéronnet, désirant placer son établissement dans les conditions imposées à nos établissements d'eaux minérales, s'adressa à l'autorité compétente pour obtenir l'autorisation. M. le Préfet de la Haute-Savoie, dans sa lettre à S. Exc. M. le Ministre, constatait « qu'elles avaient déjà acquis une certaine réputation et qu'elles attiraient tous les ans un grand nombre de visiteurs dans cette partie du département.

« Que l'établissement de M. Chéronnet, situé sur les bords du lac Léman, possédait tous les éléments propres à retenir les étrangers qui viendraient dans ce pays, tant par la beauté de ses sites que par la vertu attribuée à ses eaux. »

M. le Préfet ajoutait que l'autorisation sollicitée serait un grand bienfait pour cette contrée.

A la suite de cette demande, et sur le désir du Ministre, le chef des travaux chimiques de l'Académie Impériale de médecine, fit une analyse de cette eau, qui donna lieu à un rapport de M. Gaultier de Claubry, lu à la séance du 5 mars 1861, à la suite duquel la commission des eaux minérales fut d'avis que l'autorisation d'exploiter la source minérale d'Amphion, sollicitée par M. Chéronnet, pouvait lui être accordée sous les conditions habituelles de captage et de bonnes dispositions.

Voici cette analyse :

	Gr.
Acide carbonique libre non dosé.	
Bi-carbonates de chaux	0,1870
Id. de magnésie	0,1210
Id. de soude	0,0510
Phosphate de fer	0,0060
Silice	0,0160
Chlorure de sodium	0,0015
Azotate d'amoniaque et matières organiques	0,0195
Sulfate	Traces
Total. .	0,4020

Cette analyse est forcément incomplète, car elle a été faite dans des conditions détestables. Ainsi, M. Gaultier de Claubry constate lui-même que l'eau d'Amphion qui avait été expédiée au mois de septembre 1860, n'a pu être analysée que quelques jours avant la séance du 5 mars 1861. « C'est assez dire, ajoute-t-il, que le peu d'acide carbonique libre qu'elle renferme à son état naturel ne pouvait s'y rencontrer à cette dernière époque, et justifie l'inscription, sans aucun chiffre, du nom de ce produit dans le résultat de l'analyse. Lorsqu'il s'agit de le doser avec exactitude, ce ne peut être qu'à la source elle-même ».

Le savant rapporteur de l'Académie aurait pu ajouter que ce long séjour, dans des bouteilles, d'une eau facilement altérable, comme toutes les eaux ferrugineuses, avait dû aussi diminuer la dose de certains éléments; ou en faire disparaître d'autres peut-être très-importants. D'ailleurs, par la disparition de l'acide carbonique libre, les sels de fer ont dû se précipiter et tapisser le fond des bouteilles. Cet oubli nous expliquerait la si petite quantité de fer que marque cette analyse. Or, le rapport ne nous dit pas si le dépôt a été analysé ; cependant, le bureau d'essai de l'Ecole des mines trouve dans le dépôt ocrassé une notable proportion de sels ferreux ou manganésiens (47 sur 100), comme on pourra s'en convaincre par l'analyse que nous donnons plus loin. Et puis, les principes minéralisateurs n'ont-ils pas dû être modifiés dans leur composition ou leur association, par la lumière, une température élevée ou variable, surtout lorsqu'il s'agit d'une eau d'une température très-basse (8 degrés) et toujours constante.

De toutes ces considérations, il ressort clairement que, pour être définitivement fixé sur la composition chimique de cette eau, on doit en faire l'analyse à son point d'émergence : ceci soit dit, sans vouloir blesser la susceptibilité des chimistes qui l'ont analysée, chimistes dont nous apprécions le savoir et l'habileté. Aussi, j'espère que le propriétaire d'Amphion comprendra l'importance d'une analyse faite dans de bonnes conditions, et cèdera à des sollicitations à cet égard.

Pour être complet, donnons encore l'analyse faite à l'Ecole des mines de Paris.

EXTRAIT DES REGISTRES DU BUREAU D'ESSAI

Résultat se rapportant à un litre d'eau.

Acide carbonique libre et des bi-carbonates . . .	0,105
Acide carbonique des carbonates	0,118
Silice.	0,021
Oxide de fer, alumine . .	traces
Chaux	0,102
Magnésie	traces
Potasse	traces
Sonde.	0,008
Acide sulfurique	traces
Acide chlorhydrique . . .	traces
Total. . .	0,354

Analyse du dépôt provenant de la source ferrugineuse d'Amphion, donnant 105 litres d'eau à la minute, à la température constante de 8 degrés. On a dosé sur 100 parties.

Acide carbonique	5,18
Acide sulfurique	1,93
Acide phosphorique . . .	5,65
Silice	17,82
Oxide de fer, alumine . Oxide de manganèse .	41,35
Chaux	9,11
Eau et matières organiques	12.07
Eau hygrométrique . . .	7,30
Arsenic, environ $\frac{2}{1000}$	
Total. . .	99,91

L'eau d'Amphion, captée à son point d'émergence et dans les meilleurs conditions, est parfaitement limpide, ce qu'elle doit à son excès d'acide carbonique qui tient dans un état de dissolution parfaite ses éléments minéralisateurs, surtout ses sels de fer. — Son débit est de 105 litres par minute ; sa température est constamment et en toute saison de 8 degrés centig.; elle a un goût styptique et atramentaire, légèrement masqué, cependant, par un petit goût sul-

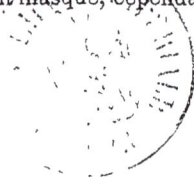

fureux qu'elle doit probablement à son passage dans des terrains tourbeux. Elle dégage à sa sortie de la source de nombreuses bulles d'acide carbonique libre, ce qui l'a fait comparer par le docteur Dupraz à la source du Géronstère, à Spa. Elle coule ensuite dans une rigole remplie d'un dépôt ocrassé très-abondant et en grande partie constitué par des sels de fer, d'alumine et de manganèse, comme le constate son analyse par l'École des mines. Après avoir parcouru un espace de trois ou quatre mètres, le filet d'eau tombe dans une piscine récemment construite, et de là se déverse dans le lac Léman.

Cette piscine, large de 2^m, longue de 4^m, constitue une utile création, car, par son eau constamment renouvelée et d'une basse température, elle se prête à un grand nombre d'applications hydrothérapiques, qui seront d'un grand secours dans le traitement des affections où l'on voudra obtenir une réaction vive ou une sédation marquée.

Nous voyons donc, par ce qui précède, que cette eau réunit déjà les deux premiers caractères auxquels on reconnaît une eau ferrugineuse :

Le dépôt ocrassé.

Le goût ferreux.

Quant au troisième caractère, qui consiste dans l'action thérapeutique, les observations cliniques de plusieurs médecins distingués, prouvent que sous ce rapport elle ne le cède en rien à aucune autre eau ferrugineuse ; d'ailleurs, les milliers de cures qu'elle a opérées depuis cinq cents ans, paraîtront à mes lecteurs, comme à moi-même, la meilleure garantie de ses vertus thérapeutiques.

Action physiologique et thérapeutique
de la Source ferrugineuse.

L'eau d'Amphion agissant principalement par le fer qu'elle contient ; c'est surtout au point de vue de cet élément que nous étudierons son action, tout en notant avec soin celle des autres principes minéraux et les effets qui ressortent de leur association avec le fer.

La médication ferrugineuse a la propriété d'augmenter le chiffre des globules sanguins, et non de donner aux globules existants le fer qui serait censé leur manquer d'après certains auteurs.

En effet, les expériences de Réveil ont prouvé que, dans la chlorose où le chiffre des globules, qui est normalement de 127 pour 1000, s'abaisse jusqu'à 38, les globules restants renfermaient la même quantité de fer que chez un individu bien portant.

« Sans doute, dit M. Claude Bernard, quelques auteurs ont avancé qu'il y avait dans le sang des chlorotiques diminution dans la proportion de fer, mais ils ne l'ont pas prouvé chimiquement. Ceux, au contraire, qui ont fait des analyses, ont trouvé que la quantité de fer est la même avec ou sans chlorose ; ce qu'il y a de vrai, c'est que dans cette maladie il y a moins de globules dans le sang ».

Comment agit le fer pour donner au sang les globules qui lui manquent ? Les partisans de la doctrine chimique prétendent que, absorbé par les vaisseaux, il passe directement dans le sang auquel il redonne les qualités reconstituantes que ce dernier avait perdues par l'absence de cet élément.

Les vitalistes font de ce médicament un tonique qui, par son action excitante sur la muqueuse gastrique, modifie et influence favorablement l'assimilation, ce qui permet au sang de se reconstituer et de récupérer les éléments qui lui manquaient. Pour nous, quoique nous pensions que le fer peut être absorbé en petite quantité, nous n'en abandonnons pas moins la théorie chimique : car, rien ne nous prouve que ce fer qui arrive dans les vaisseaux serve à reconstituer les globules. Nous croyons donc avec l'illustre et regrettable Trousseau que le fer a deux modes d'action très-distincts, mais également nécessaires. Ainsi, il agit d'abord comme tonique et modificateur spécial du sens gastrique ; puis, une certaine proportion de ce fer, dissoute par quelque acide de l'estomac, le suc gastrique probablement, passe dans la masse du sang et, par une action vitale et mystérieuse que nous ne chercherons pas à définir, rétablit les fonctions hématosiques altérées par le fait de la maladie.

Nous n'insisterons pas davantage sur cette question de physiologie qui comporterait des développements que ne permet pas le cadre restreint de cette notice.

Il ressort cependant de ce qui précède que le fer est essentiellement un tonique reconstituant, utile dans tous les cas où les grandes fonctions languissent faute d'un sang suffisamment riche et réparateur.

Pour que ce médicament réponde à l'effet qu'on en attend, il faut que, par son action spéciale sur la muqueuse gastrique ou les vaisseaux, il impressionne l'organisme de façon que ce dernier puisse s'assimiler le fer d'abord, les matériaux de l'alimentation ensuite.

Or, c'est ce qui n'arrive pas toujours, et tous les médecins doués de quelque expérience ont été à même d'observer des cas de ce genre. Les chloroses récentes et légères guérissent très-bien à l'aide de quelques grammes de fer, mais il y a d'autres chloroses anciennes et pour ainsi dire constitutionnelles complètement rebelles à l'action des ferrugineux. Dans ces cas, malheureusement trop fréquents, vous avez beau entasser dans l'estomac des chlorotiques les préparations de fer les plus variées et les plus actives, les malades n'en ressentent aucune modification dans leur état et finissent même par ne plus pouvoir les tolérer. Ici, comme le dit très-judicieusement M. Durand-Fardel, ce n'est pas le fer qui manque à l'organisme, c'est la faculté de l'assimiler. C'est dans ces conditions surtout que brillent les vertus reconstituantes des eaux ferrugineuses en général et d'Amphion en particulier. On me demandera comment il se fait que des malades qui avaient déjà absorbé, sans aucun profit, des quantités énormes de fer, sont si vite et si favorablement influencés par l'eau d'Amphion, qui, comparativement, en contient une si petite quantité ?

Il m'est facile de répondre à cette question.

Le fer n'est qu'un médicament; l'eau d'Amphion prise sur les lieux constitue une médication des plus complexes, empruntée :

1° A la combinaison de ses éléments minéralisateurs avec le fer ;

2° Aux moyens hydrothérapiques dont cette station dispose ;

3° A ses conditions hygiéniques exceptionnelles.

Nous allons, dans un rapide aperçu, prouver à nos lecteurs qu'Amphion possède au plus haut degré ces conditions de toute médication complète par les eaux ferrugineuses.

1° Grâce à l'excès d'acide carbonique que contient l'eau d'Amphion, le fer s'y trouve dans un état d'extrême division ou de dissolution parfaite, ce qui lui permet de mieux pénétrer dans les tissus et dans les vaisseaux absorbants.

De plus, il y est combiné avec d'autres éléments qui concourent efficacement à son assimilation. L'acide carbonique en excès opère sur la muqueuse digestive une titillation et une chaleur douce qui activent la sécrétion du suc gastrique. Une portion de cet acide libre entre dans le torrent de la circulation et occasionne une excitation qui, chez certaines personnes, ressemble à l'ébriété produite par les boissons alcooliques gazeuzes, telles que le vin de champagne. En outre, par ses propriétés analgésiques et même anesthésiques, il calme les spasmes, les douleurs gastralgiques ou entéralgiques si communes dans les affections tributaires des eaux ferrugineuses.

Les bi-carbonates de soude, de chaux, de magnésie, qui, dans l'eau d'Amphion, se mélangent au fer dans de si heureuses proportions, corrigent ce que ce dernier pourrait avoir de trop irritant sur certains estomacs, préparent et favorisent son assimilation en rendant l'eau elle-même plus légère et plus digestive. Ces sels agissent en outre par leur action propre qui est d'augmenter l'appétit, de régulariser les digestions et d'imprimer une activité nouvelle à tous les actes de la vie organique.

2° Tout le monde connaît les précieuses ressources que nous offre l'hydrothérapie, dans le traitement des affections caractérisées par l'appauvrissement du sang, la langueur et la faiblesse générale qui en résultent. Les bains tantôt frais, tantôt froids, les douches soit générales, soit locales, répondent à un grand nombre d'indications, dans les états morbides qui nous occupent. Ces agents thérapeutiques maniés avec prudence produiront tantôt un effet sédatif, tantôt un effet stimulant qui, concurremment avec l'usage de l'eau ferrugineuse, amèneront une excitation générale des plus salutaires.

Toutes ces ressources hydrothérapiques, Amphion les possède. Piscine où l'eau ferrugineuse se renouvelle constamment et se maintient toujours à une basse température, cabinets de bains en nombre suffisant, appareils à douches en arrosoir, en pluie, en colonne, bain de siége, appareil pour douches ascendantes, rectales ou vaginales, tels sont les éléments qui lui permettent de répondre aux indications thérapeutiques les plus variées.

3° Nous avons déjà parlé de la position topographique d'Amphion, de sa température peu élevée, pendant l'été ; nous avons insisté avec raison sur les qualités de l'air qu'on y respire, air qui, par l'ozone qu'il contient, imprime une vigueur spéciale aux fonctions de l'hématose, si troublées, si languissantes dans les affections chlorotiques, les anémies, les convalescences de maladies graves, etc., etc. Nous avons mentionné les charmantes excursions que l'on peut faire et qui, par l'exercice qu'elles déterminent et la distraction qu'elles amènent, constituent un utile adjuvent à l'action des eaux. En ajoutant que les malades trouveront dans les hôtels d'Amphion une alimentation variée et réparatrice, nous aurons terminé l'énumération des conditions hygiéniques dont l'admirable ensemble doit concourir pour une large part à la guérison des malades.

Modes d'administration. — Doses.

L'eau ferrugineuse d'Amphion se boit communément, le matin, à jeûn, ou l'après-midi, deux heures avant le repas du soir. Comme elle est très-froide et qu'elle pourrait impressionner péniblement certains estomacs délicats ou capricieux, il est bon de débuter par de petites doses fréquemment renouvelées et de faire de l'exercice après chaque prise pour que la réaction se produise. En prenant ces précautions, on pourra arriver à en boire progressivement deux ou trois verres, matin et soir. Si, ce qui arrive très-rarement, certains estomacs ne pouvaient la digérer, il serait bon de commencer le traitement par l'eau alcaline. Deux ou trois jours suffiraient alors pour que l'eau ferrugineuse passe bien.

Cette eau n'est guère transportable; l'air, la chaleur l'altèrent facilement et cela se comprend aisément. L'acide carbonique libre qu'elle contient disparaissant au contact de l'air, les sels ferreux qu'il tenait en dissolution se précipitent au fond du vase, en formant une poudre rouge ocracée; il ne reste plus alors dans l'eau que quelques traces de carbonate ferreux.

Certaines personnes ont l'habitude de boire cette eau aux repas coupée avec du vin; si elle vient d'être puisée, elle offre encore une partie de ses éléments minéralisateurs, et partant peut offrir un certain degré d'utilité. Mais autant que possible, il vaut bien mieux la boire à la source et ne l'ordonner aux repas qu'aux personnes qui ne pourraient pas la digérer autrement.

Applications thérapeutiques.

Il ressort clairement des développements dans lesquels nous sommes entrés, en traitant de l'action physiologique et thérapeutique de l'eau d'Amphion, que l'usage de cette source sera indiqué dans toutes les affections caractérisées par l'abaissement du chiffre des globules sanguins : en d'autres termes, on donnera cette eau toutes les fois qu'il y aura indication d'une médication tonique reconstituante.

Nous allons, dans une rapide énumération, passer en revue toutes les maladies contre lesquelles l'eau d'Amphion a été employée avec succès.

1° Chlorose, aménorrhée.

La chlorose, dit Trousseau, domine toute la pathologie de la femme : aussi cette affection est-elle celle que l'eau d'Amphion est appelée le plus souvent à combattre et où elle montre, avec le plus d'éclat, sa puissance thérapeutique.

En effet, au bout de quelques jours de son emploi, les chlorotiques semblent revenir à la vie ; leur teint pâle et couleur de cire s'éclaircit et se colore ; leurs lèvres s'injectent et rougissent, leurs yeux ternes, languissants s'animent et brillent d'un plus vif éclat ; les muscles de la vie de relation, auparavant flasques et mous, reprennent, sous l'influence d'un sang plus riche, leur tonicité et leur vigueur. Les muscles de la vie organique suivent bientôt cet exemple ; le cœur se contracte plus énergiquement et réprime ces palpitations, ces étouffements qui s'opposaient au moindre exercice ; la tunique musculeuse de l'estomac et des intestins, par sa contraction plus vive, active les digestions et rétablit les mouvements péristaltiques destinés à vaincre la constipation si habituelle dans cette affection. Le sang devenu plus riche, plus réparateur, relève l'innervation et fait bientôt disparaître les troubles nerveux si variés, les accidents hystériques si communs, les névralgies si rebelles. A mesure que cette amélioration physique se produit, le moral se rassérène, les idées tristes font place aux doux rêves d'avenir , et la gaieté, ce critérium de la santé, vient bientôt illuminer ces visages que l'on croyait, hier encore, voués à une mélancolie incurable.

La chlorose, pour les iatro-chimistes, est simplement le résultat de la diminution des globules sanguins et du fer qui donne à ces globules leurs propriétés colorantes. Les partisans de cette théorie nous paraissent confondre la cause avec l'effet. Pour nous cette maladie est causée par une suspension, un arrêt de l'assimilation, amenés, surtout à l'époque de la puberté, par la prépondérance vitale que le système utérin tend à prendre sur les autres actes de la vie organique. Si, à cette époque, l'organisme ne possède pas assez de forces *radicales* pour que la fonction utérine s'accomplisse sans secousse, il arrive que le siège de ces forces vitales, le système nerveux ganglionnaire s'affaiblit et n'a plus l'activité nécessaire pour exciter les actes de la vie de nutrition. L'assimilation se suspend, et le sang, ne trouvant plus dans les aliments des qualités suffisamment réparatrices, s'altère lui-même dans ses éléments et présente cette diminution des globules, qui amène cette décoloration générale des tissus si frappante dans la chlorose. Cet appauvrissement du sang, effet primitivement, devient cause à son tour ; n'étant plus assez riche pour coordonner, régulariser les actes du système nerveux du grand sympathique (Sanguis modérator nervorum), ceux-ci deviennent irréguliers, insolites, donnent lieu à des sensations, à des mouvements désordonnés, cause la plus efficace des spasmes, des phénomènes hystériques et gastralgiques si communs dans l'affection qui nous occupe.

Après ce rapide aperçu étiologique de la chlorose, nos lecteurs comprendront facilement pourquoi nous avons fait du fer un modificateur spécial du sens gastrique et un excitant des forces vitales qui président aux grandes fonctions de la nutrition et de l'hématose.

Il arrive quelquefois que l'eau ferrugineuse d'Amphion, après avoir revivifié le sang et fait disparaître la plupart des symptômes, se montre tout à coup impuissante à achever la cure ; les malades sont encore tourmentées par des vapeurs, des névralgies erratiques, des sensations bizarres et douloureuses surtout à la peau (hyperesthésie, analgésie). Dans ces cas, ordinairement très-tenaces, il faudra avoir recours à un exercice gradué, à l'usage des bains frais et des douches froides.

Un mot sur chacun de ces agents hygiéniques si précieux.

Exercice. — L'exercice gradué suivant les forces des malades, constitue un adjuvant très-utile de la médication tonique analeptique, et, à ce titre, doit être considéré comme une partie intégrante de cette médication. En imprimant des mouvements aux muscles de la vie de relation, il excite leur tonicité affaiblie. Cette dépense de forces agissantes nécessite une réparation qui, ne pouvant se faire qu'aux dépens de l'alimentation, a pour effet de déterminer, en premier lieu, la sensation de l'appétit dépravée ou abolie, en second lieu, le besoin d'un sommeil réparateur ; la circulation devenant plus active, l'hématose allanguie reprend une vigueur inaccoutumée ; l'ensemble de ces effets tend, petit à petit, à rétablir l'équilibre entre la vie de nutrition et la vie nerveuse, et, par conséquent, à favoriser l'assimilation et la régénération consécutive du sang (1).

Bains frais. — Les bains frais sont aussi une espèce de tonique, d'abord, par le calme qu'ils impriment au système nerveux, ensuite, par la réaction qu'ils déterminent : cette réaction, en activant la circulation des capillaires sanguins et en amenant à la périphérie une chaleur vive, détermine une fièvre passagère très-utile pour relever la langueur de la circulation générale et calmer l'exagération nerveuse. Pour que cette réaction salutaire se produise, il faut tenir compte avec soin de l'état des forces des malades, de leur susceptibilité nerveuse, de la température du bain, de sa durée, etc., etc.

Généralement le bain devra avoir une température de 20 à 25 degrés. Sa durée ne devra pas dépasser 8 à 10 minutes, et, si, à la sortie, la réaction paraissait nulle ou incomplète, il serait indispensable d'employer immédiatement le massage ou des frictions sèches destinées à ramener la calorification et la circulation dans les capillaires.

Douches. — 1° « Les douches froides excitantes, dit M. le docteur Fleury, dans son remarquable ouvrage sur l'hydrothérapie, doivent être placées au premier rang des agents appartenant à la médication reconstitutive en raison de l'action qu'elles exercent sur la circulation capillaire, et, consécutivement sur la composition du sang, la calorification, la nutrition et l'innervation.

_____

(1) L'agitation répétée de tout le corps, dans un exercice convenable, et les impressions renouvelées d'un air libre, excitent les forces radicales du principe de la vie.

(**Barthey**) *Nouveaux éléments de la science de l'homme*, tome II, page 168.

2° « Elles exercent une influence très-favorable sur le développement du corps et du système musculaire, ainsi que sur l'établissement de la menstruation. Par leur action excitante sur les vaisseaux capillaires, elles augmentent leur contractilité et leurs propriétés vitales propres, au point de faire pénétrer des globules sanguins dans des vaisseaux qui auparavant ne donnaient entrée qu'à du sérum.

3° « Cinq jeunes filles, âgées de 18 à 22 ans, affectées depuis plusieurs années de chlorose confirmée, grave, rebelle, ayant résisté aux préparations ferrugineuses et à tous les modificateurs hygiéniques et pharmaceutiques connus, ont été soumises à l'action des douches froides : toutes ont guéri, la durée du traitement ayant été de sept mois au maximum, de deux mois au minimum et de quatre mois en moyenne.

« L'effet de la médication a été constamment le même et s'est manifesté d'abord sur les appareils digestif et musculaire, puis sur le système nerveux, et enfin sur le sang et la circulation.

4° « L'anémie idiopatique et celle des convalescents disparaissent rapidement, sous l'influence de douches froides, en raison de l'action que celles-ci exercent sur la nutrition et le système musculaire, agent qui favorise mieux que tout autre agent thérapeutique la reconstitution du sang.

5° « Dans les anémies symptomatiques liées à certaines affections de l'utérus (déplacements et engorgements), aux névralgies anciennes et rebelles, à certaines névroses, à une hypertrophie, les douches froides exercent une double action curative, en guérissant simultanément et souvent l'un par l'autre, les deux états pathologiques.

6° « Dans l'anémie accompagnée d'hémorrhagies abondantes et répétées, les douches froides exercent une double action fort remarquable : en opérant la reconstitution du sang, en combattant les congestions organiques, elles diminuent ou arrêtent les hémorrhagies qui, après avoir produit l'anémie, sont à leur tour favorisées par elle, et l'on parvient ainsi à échapper au cercle vicieux qui se présente si souvent dans la pratique. »

On voit par ce résumé que les douches froides, employées seules, répondent à des indications curatives très-nombreuses et très-variées; quels effets ne produiront-elles pas, lorsqu'elles viendront s'ajouter au traitement ferrugineux par l'eau d'Amphion et cela dans un milieu entouré de conditions hygiéniques si exceptionnellement favorables?

Ajoutons, pour être complet, que l'immersion dans la piscine où se déverse l'eau ferrugineuse, pourra rendre de grands services toutes les fois qu'il sera utile de produire une vive réaction. Mais vu sa basse température, il sera prudent de n'y rester en débutant qu'une demi-minute, et de se faire frictionner énergiquement à la sortie.

Si, dans l'article qui précède, je me suis longuement appesanti sur l'action de l'eau d'Amphion dans la chlorose; c'est que cette affection m'a paru être le type pathologique qui répond le mieux à la médication reconstituante, telle qu'elle est établie à Amphion.

Ces détails m'épargneront d'ailleurs de nombreuses redites, dans le cours de cette notice, et me permettront de m'en tenir à une simple énumération en ce qui concerne les autres affections justiciables de l'eau ferrugineuse.

Cette eau sera utile :

1° Dans l'aménorrhée symptomatique de la chlorose ou d'un épuisement général, dans la dysménorrhée, la ménorrhagie, le dépérissement qui suit les couches laborieuses, la stérilité produite par un défaut de vitalité de l'organe générateur, le prolapsus utérin, les troubles nerveux symptomatiques de la chlorose ou de l'anémie, tels que, névralgies diverses, clou hystérique, palpitations, crampes d'estomac, douleurs de reins, hyperesthésie, analgésie de la peau, etc., etc.

2° Dans les maladies du système lymphathique, scrofules, rachitisme, dans les affections vermineuses, les hydropisies passives, les engorgements de la rate et du foie produits par la cachexie paludéenne.

3° Dans les hémorrhagies passives et l'anémie qu'elles amènent, les flux immodérés qui ont leur source dans une faiblesse locale ou générale, tels que la diarrhée chronique, la leucorrhée vaginale ou utérine, le flux hémorrhoïdal trop abondant, la blennorrhée, la bronchorrhée, lorsqu'elle n'est liée à aucune affection aigüe des voies respiratoires.

4° Dans la spermatorrhée, la faiblesse virile, l'atonie, l'inertie, la paralysie de la vessie et le catarrhe vésical qu'elle amène si souvent, l'incontinence d'urine nocturne, l'hématurie passive.

Contre-indications. — Cette eau est sévèrement contre-indiquée chez les sujets pléthoriques, irritables, ou chez ceux, chez lesquels il y a une tendance marquée aux congestions actives, surtout celle des poumons : cela veut dire, qu'il faudra être excessivement réservé dans son emploi, chez les personnes sujettes aux hémoptysies et chez les jeunes femmes qui, tout en étant chlorotiques, sont sous l'imminence ou déjà à la première période de la phtisie pulmonaire. Il y a cependant une réserve à faire à l'égard de cette dernière proposition. Tous les médecins ont trouvé dans leur pratique des phtisies dont l'apparition et le développement paraissaient dûs à la prœexistence d'une chlorose qui, par sa durée, sa persistance et le trouble profond qu'elle avait apporté dans tous les actes de la vie organique, avait merveilleusement préparé le terrain à la formation tuberculeuse. Cette variété de phtisie qu'on pourrait appeler torpide, a une marche lente, insidieuse, détermine peu de réaction fébrile et donne rarement lieu aux hémoptysies. On dirait que, si elle se déclare, c'est par force et à regret.

Le traitement reconstituant par les eaux ferrugineuses n'est-il pas indiqué dans ces sortes de phtisies presque symptomatiques ? (*Ablatâ causâ tollitur affectus*). Pour ma part je n'ai pas hésité à employer le fer, le quinquina et les analeptiques dans deux cas analogues, quoique les deux malades fussent à la première période de la phtisie, et chez l'une j'ai été assez heureux pour obtenir une guérison complète qui ne s'est pas démentie depuis cinq ans, chez l'autre la vie était atteinte dans ses plus profondes racines : le fer n'a eu aucune prise sur la chlorose, cause présumée de la phtisie et la jeune malade s'est éteinte quelques mois après, autant par le marasme chlorotique que par le progrès de l'affection tuberculeuse.

La préparation ferrugineuse employée dans les deux cas, était le perchlorure de fer liquide. Cette guérison d'une phtisie à une période où tous les médecins proscrivent complètement l'usage du fer, cette guérison par le fer ne prouverait-elle pas que, dans ce cas, la phtisie était symptomatique de la chlorose ?

Naturam morborum curationes ostendunt, a dit le père de la médecine ; cet axiôme hippocratique me semble trouver ici sa place.

L'eau ferrugineuse d'Amphion est encore contre-indiquée dans toutes les affections du tube gastro-intestinal, où il existe un certain degré de sub-inflammation et même d'irritation. Ainsi, la gastrite, la gastro-entérite chroniques, la dyspepsie par irritation ne pourraient qu'être aggravées par l'usage de cette eau, qui ne répond qu'à une indication, capitale il est vrai, celle de ramener l'équilibre normal des grandes fonctions, en relevant les forces, favorisant l'assimilation, et en rendant au sang appauvri ses qualités réparatrices.

Nous ne terminerons pas cette étude sans faire connaître au public médical les appréciations de plusieurs médecins distingués, sur l'usage de la source ferrugineuse d'Amphion. Ces appréciations constitueront autant de certificats en faveur de ses vertus thérapeutiques.

Voici comment s'exprime le docteur Dupraz :

« Ces eaux prêtent généreusement leur concours aux eaux alcalines, et, il n'est point douteux que dans beaucoup de cas, elles ne prennent la plus grande part aux succès qui font la réputation de ces dernières. » (1)

« C'est à Amphion , dit le docteur Manget , que j'enverrais de préférence, d'après l'expérience de mes collègues du pays, les femmes faibles et délicates qui ont besoin d'un bon air, d'une médication tonique plutôt qu'excitante, et dont les organes sont très-impressionnables. » (2)

Enfin, le docteur Andrier s'exprime en ces termes :

« Au nombre des sources minérales ferrugineuses qui existent aux environs d'Evian, il en est une qui mérite une citation toute spéciale par son degré d'énergie et d'efficacité : je veux parler de l'eau minérale ferrugineuse, acidule ou gazeuse d'Amphion. Déjà très-connues bien avant la révolution de 1789, fréquentées à la même époque, pendant plusieurs années consécutives, par LL. MM. le roi et la reine de Sardaigne, le prince et la princesse de Piémont, la duchesse du Chablais et leur brillante suite, ces eaux ont eu leurs vicissitudes : délaissées assez longtemps par la grande affluence des étrangers qui s'y rendaient, elles se relèvent mainte-

---

(1) Essai sur les sources alcalines d'Evian et les sources ferrugineuses d'Amphion, par le docteur Dupraz, page 111.

(2) **Livre cité.**

nant de l'oubli dans lequel un caprice insaisissable de la mode les avait plongées, et tout fait espérer qu'elles regagneront leur prospérité première. » (1)

Eaux alcalines d'Amphion.

Amphion possède trois sources alcalines ; mais, comme elles contiennent toutes trois les mêmes principes minéralisateurs, il ne sera question que de celle dont le débit est le plus considérable et qui est jusqu'ici la seule employée en boisson.

Propriétés physiques. — Cette source a été découverte, en 1861, par M. Chéronnet, sur le versant de la colline qui domine l'établissement. Le captage en a été fait dans les meilleures conditions. Un peu au-dessous du point où elle a été découverte, on a fait construire un réservoir souterrain maçonné et voûté, pouvant contenir 15,000 litres d'eau environ. De là, la source est conduite par un gros tuyau en plomb, dans le parc de l'établissement, et à côté de la source ferrugineuse.

Elle fournit un débit de 20 litres à la minute. Elle est sans saveur et sans goût spécial ; fraîche, limpide et très-agréable à boire. Sa température est de 12 à 13 degrés. Elle doit donc être rangée, comme les eaux d'Evian, parmi les eaux *alcalines froides.*

L'analyse de cette source a été faite, en 1862, par le bureau d'essai de l'Ecole des mines de Paris. Le résultat se rapportant à un litre d'eau, est indiqué dans le tableau suivant.

(1) Docteur Andrier, *ex-inspecteur des eaux d'Evian.* Eaux minérales alcalines d'Evian, et minérales ferrugineuses acidules d'Amphion. Genève 1848, page 64 et 65.

ANALYSE DES EAUX ALCALINES
D'ÉVIAN ET D'AMPHION
FAITE A L'ÉCOLE DES MINES DE PARIS
EXTRAIT DES REGISTRES DU BUREAU D'ESSAI
RÉSULTAT SE RAPPORTANT A UN LITRE D'EAU

SUBSTANCES CONTENUES DANS LES EAUX.	SOURCES					
	AMPHION		ÉVIAN-BONNEVIE		ÉVIAN-CACHAT	
Acide carbonique libre et des bi-carbonates	0	132	0	007	0	061
d° des carbonates	0	145	0	000	0	000
Bi-carbonates de chaux	0	167	0	221	0	194
d° magnésie	0	006	0	015	0	013
d° soude	0	017	0	020	0	020
d° potasse	0	Traces	0	007	0	006
Phosphate de soude	0	000	0	001	0	001
Silice	0	007	0	000	0	000
Oxide de fer, alumine	0	Traces	0	000	0	000
Acide sulfurique	0	Traces	0	000	0	000
Acide chlorhydrique	0	Traces	0	000	0	000
TOTAUX.	0	474	0	361	0	295

Nous avons ajouté dans ce tableau l'analyse des deux principales sources d'Evian : les sources Cachat et Bonnevie. Nos lecteurs pourront ainsi se convaincre d'un coup-d'œil que ces trois sources offrent une minéralisation presque identique, seulement dans celle d'Amphion, le total des principes minéraux est plus élevé que les totaux des sources d'Evian, dans la proportion de 47 pour 36 et 29. Cette somme plus élevée d'éléments minéralisateurs, Amphion la doit à une plus grande quantité d'acide carbonique libre ou uni aux carbonates.

Ces trois sources ayant à peu près la même température, les mêmes caractères physiques, les mêmes éléments minéralisateurs, se trouvant presque sur les mêmes lieux, et traversant les mêmes couches géologiques de terrain, il était facile de prévoir qu'elles auraient les mêmes effets thérapeutiques. L'expérience des six dernières années est venue, en effet, confirmer pleinement ces prévisions. Un grand nombre de baigneurs, buvant de l'eau alcaline, tantôt à Amphion, tantôt à Evian, ont constaté sur eux-mêmes l'identité d'action de ces différentes sources.

M. le docteur Blache, dont on ne contestera pas la haute autorité scientifique, m'a affirmé avoir retiré les meilleurs effets de l'eau alcaline d'Amphion, et m'a autorisé à déclarer qu'il lui attribuait absolument les mêmes vertus qu'aux eaux d'Evian. Après un mois de séjour à Amphion, l'éminent académicien est parti enthousiasmé de ces eaux et enchanté du soulagement qu'elles avaient apporté à ses souffrances.

Après ces explications, je me crois autorisé à calquer l'action physiologique et thérapeutique de l'eau alcaline d'Amphion sur celle des eaux d'Evian. Tout ce qui va suivre se rapportera donc indifféremment aux sources alcalines d'Evian ou d'Amphion.

Modes d'administration. — Doses.

I

L'eau alcaline d'Amphion s'administre en boisson, bains, douches, injections et lotions. Nous allons successivement examiner ces différentes formes d'application, et montrer tout le parti qu'on peut en tirer dans le traitement des affections justiciables de ces eaux.

II

Boisson. — C'est dans la matinée, à jeûn, ou deux ou trois heures avant le repas du soir, que les malades doivent prendre cette eau ; ils en boiront depuis deux jusqu'à dix ou quinze verres, de quart d'heure en quart d'heure, tout en promenant, pour que, combinée avec l'exercice, elle passe mieux et ne fatigue pas l'estomac.

Chez les personnes dont les voies digestives sont susceptibles et facilement irritables, on débutera par de petites doses qu'on n'augmentera que lorsqu'elles seront bien tolérées. Quelques malades, pour mieux digérer cette eau, ont l'habitude de l'additionner de sirops amers ou toniques ; d'autres, aussitôt après avoir bu, avalent des anis, des pastilles de menthe ou de chocolat. Ces pratiques sont en général inutiles, car l'estomac la supporte presque toujours bien, il sera bon cependant, lorsqu'on devra en prendre de fortes doses; de les ingérer assez longtemps avant le repas.

III

Bains. — Le bain alcalin agit de deux façons distinctes :

1º Il excite la superficie de la peau et active la circulation dans les vaisseaux capillaires, opérant ainsi sur tout le tégument externe une action révulsive très-favorable à la résolution des engorgements chroniques des viscères. Aussi, dans les engorgements du foié, le docteur Dupraz conseille-t-il de prolonger leur durée pendant une heure ou deux.

2º Par l'intermédiaire de la peau, vaste surface d'absorption, il fait pénétrer dans l'économie les principes médicamenteux dont il est chargé.

3º En détergeant la peau de la matière qui l'enduit, il ouvre, dilate les pores et active cette respiration, ou plutôt cette perspiration gazeuse insensible qui est le plus important, le plus constamment actif de tous les émonctoires de la vie organique, la voie par laquelle l'économie se débarrasse des deux tiers au moins de toutes les matières altérées ; respiration abolie ou considérablement diminuée dans une foule d'affections chroniques, surtout dans les diathèses rhumatismale, herpétique, l'affection diabétique, etc., etc.

A propos de bains, M. O. Henri fils a trouvé que « l'absorption des sels se faisait mieux à une faible dose qu'à une dose élevée. » (1)

Ce fait est d'un grand intérêt pour le sujet qui nous occupe, car il tendrait à prouver qu'une eau alcaline faiblement minéralisée peut rendre, employée sous forme de bains, d'aussi utiles services que les eaux carbo-sodiques fortes. Il expliquerait ainsi les excellents effets que l'on retire des eaux d'Evian et d'Amphion, sous cette forme.

IV

Douches. — Dans ce qui précède, je me suis assez longuement étendu sur l'action physiologique et thérapeutique des douches pour me dispenser d'y revenir ici. J'ajouterai seulement que cet énergique agent hydrothérapique trouvera son emploi dans une foule d'affections justiciables des eaux alcalines. On variera leur durée, leur température, suivant l'effet qu'on voudra obtenir. Ces douches seront générales, lorsqu'on voudra opérer une action excitante générale, bientôt suivie d'une sédation marquée, locales, lorsqu'on voudra agir sur un organe malade pour ranimer sa vitalité, ou hâter la résolution des congestions chroniques, des engorgements dont il serait le siége. Ainsi, on dirigera la douche sur l'hypocondre droit dans les cas d'hypertrophie indolente du foie, sur l'hypocondre gauche dans les engorgements de la rate, sur les lombes ou l'hypogastre, dans l'inertie, la paralysie de la vessie, les affections chroniques de l'utérus, etc. L'emploi de ces agents demande de la

(1) O. Henry fils, *essai sur l'emploi médical et hygiénique des bains.* **Paris,** 1853.

part du médecin beaucoup de tact, de réserve et une surveillance assidue, de la part du malade une grande docilité : car il est facile de dépasser le but et de réveiller par une percussion, une excitation trop considérable, des congestions ou des inflammations qui sommeillaient dans l'organisme.

V

Injections, irrigations et lotions. — On les emploie ordinairement dans le but de débarrasser la peau ou les muqueuses des produits de sécrétion qui les tapissent. On conseille particulièrement les injections et les irrigations alcalines dans les affections de l'utérus ou du vagin (leucorrhée utérine ou vaginale, érosions, granulations du col, métrite chronique). Elles sont tour à tour stimulantes, toniques, émollientes ou sédatives, selon leur température ou leur durée. M. Durand Fardel, dans son remarquable traité sur les eaux minérales, dit « que les maladies de matrice réclament spécialement certaines eaux très-faiblement minéralisées et à propriétés sédatives. »

Les eaux alcalines d'Evian et d'Amphion réunissant ces deux conditions, il est facile de prévoir qu'elles produiront d'excellents effets dans ces états morbides si souvent rebelles à la thérapeutique la mieux raisonnée. Certains catarrhes vésicaux se trouvent très-bien de l'emploi des injections vésicales avec les eaux qui nous occupent.

VI

Exportation. — L'expérience atteste que les eaux d'Evian transportées, conservent en grande partie leurs propriétés curatives ; en ce qui touche l'eau alcaline d'Amphion, nous ne pouvons pas nous appuyer sur notre expérience personnelle : cependant, il est logique de penser qu'elles supporteront mieux le transport et qu'elles s'altèreront moins, à cause de la quantité supérieure d'acide carbonique qu'elles possèdent. Inutile d'ajouter qu'elles ne peuvent, en aucun cas, remplacer l'eau bue à la source, parce que les malades ne trouveront jamais chez eux l'ensemble des conditions hygiéniques qui font, d'Evian et d'Amphion, deux stations exceptionnelles sous ce rapport.

VII

Saison. — La saison des eaux commence vers le 15 mai et finit avec le mois de septembre. A Vichy, les médecins exhortent leurs malades à venir faire leur cure avant ou après les grandes chaleurs. A Evian, c'est tout le contraire, et le regrettable Dr Dupraz conseillait à ses clients de faire coïncider leur séjour avec l'époque la plus chaude de l'été, époque, d'après lui, la plus favorable à l'action des eaux. Nous serions assez de cet avis en ce qui concerne Amphion, parce que l'air y étant constamment rafraîchi par les brises du lac ou des montagnes, les buveurs n'auront jamais à craindre les effets dépressifs d'une température trop élevée ou d'une atmosphère trop lourde.

La durée de la cure est ordinairement de vingt-cinq à trente jours, mais l'on comprend aisément que le médecin, à plus forte raison le malade, ne puisse pas d'avance fixer le nombre de jours qu'exigera la cure de telle ou telle maladie. Telle affection légère disparaîtra au bout de quinze ou vingt jours, lorsque telle autre, par sa chronicité ou sa nature, réclamera quarante jours et quelquefois deux cures dans la même saison. Aussi les malades, au lieu de fixer d'avance la durée de leur séjour à *vingt-un* jours, feront bien mieux de suivre à cet égard les conseils de leur médecin.

Théorie chimique et physiologique des eaux alcalines en général.

Pour donner à nos lecteurs une idée de la médication alcaline par les eaux minérales d'Évian et d'Amphion, nous croyons utile de tracer, dans un résumé succinct, les effets chimiques et physiologiques des alcalins introduits dans l'économie.

Cette théorie a eu trop de retentissement ; elle compte encore aujourd'hui de trop nombreux partisans pour que nous ne lui consacrions pas un chapitre spécial. D'ailleurs, quoiqu'elle ait donné lieu à des inductions physiologiques et à des indications thérapeutiques trop absolues, il est juste cependant de reconnaître qu'elle a soulevé un coin du voile obscur qui, naguère encore, recouvrait l'action occulte des eaux minérales.

Les alcalins, dit Trousseau, sont aussi nécessaires à l'accomplissement de certaines fonctions que l'oxygène à la respiration.

D'après nos chimistes et nos physiologistes les plus compétents, ils sont indispensables à la production des phénomènes : 1° de digestion ; 2° de respiration et de calorification ; 3° de sécrétions, d'endosmose et d'exosmose.

1° Introduits dans l'estomac, les alcalins ont la propriété de neutraliser les acides libres ou surabondants que renferme cet organe. Aussi, les emploie-t-on journellement pour combattre les acidités des premières voies, les aigreurs, le pyrosis. D'après M. Claude Bernard, au contraire, une petite quantité d'alcalins, introduite dans l'estomac, a pour effet invariable d'exciter et d'augmenter la sécrétion du suc gastrique, toujours acide comme on sait. D'après M. Pétrequin, de Lyon, la partie de ces sels, qui est décomposée dans l'estomac, s'unit à l'acide lactique pour former des lactates alcalins qui aident à entraîner dans le chyle et dans la lymphe les matériaux de la nutrition.

2° Une portion de ces alcalins est absorbée directement et passe dans le sang dont elle augmente l'alcalinité, ce qui permet aux matières sucrées et amyloïdes, introduites par l'alimentation, de s'unir à l'oxygène et, en se comburant, d'augmenter la respiration et la calorification.

3° Ils rendent le sang plus fluide, ce qui lui donne la faculté de mieux pénétrer dans la trame de nos tissus, d'activer et de régulariser la circulation dans les capillaires, en pénétrant dans leurs plus petites ramifications. Ce sang devient en même temps plus visqueux et se trouve ainsi plus apte à présider aux phénomènes d'endosmose et d'exosmose, et à effectuer les différentes compositions et décompositions qui constituent la vie organique.

Ces différentes propriétés font donc des alcalins des agents fluidifiants, fondants, des excitants de la nutrition et de la respiration.

D'après ces données, il est facile de deviner de quelle façon ils agissent sur les sécrétions.

Entraînés dans le foie par les vaisseaux absorbants, ils fluidifient les éléments de la bile, les empêchent de s'épaissir, de se concréter et de former des calculs; cette bile devenue plus fluide s'écoule plus facilement à travers les canaux du foie : devenue plus alcaline, elle émulsionne et saponifie les matières grasses, qui, par ce fait, mieux digérées, sont soumises à une combustion plus parfaite et deviennent une nouvelle source de calorification.

En pénétrant dans les reins, ils neutralisent l'acidité de l'urine et ne tardent pas à la rendre alcaline. Ils activent la sécrétion urinaire, qui, par le fait de son augmentation, débarrasse cet organe du sable ou des graviers qu'il peut contenir, et les entraîne au dehors. De plus, l'urine, devenue alcaline, neutralise l'acide urique en excès provenant d'une oxygénation incomplète des produits azotés dans l'organisme. D'après le Dr Petit, elle pourra même désagréger les calculs rénaux en dissolvant le mucus qui, d'après lui, réunit leurs molécules.

4° Enfin, en pénétrant dans les dernières radicules veineuses et artérielles, les alcalins favorisent les échanges moléculaires, rétablissent ou augmentent les fonctions de la peau, supprimées ou altérées par le fait d'une circulation capillaire languissante. Les sueurs, normalement acides, deviennent alcalines et viennent accuser, une fois de plus, l'imprégnation de l'économie entière par ces agents.

Voilà le tableau restreint, mais fidèle, de la théorie chimico-physiologique des alcalins et des eaux minérales qui en contiennent

Cette théorie a quelque chose de simple, de clair, de saisissant, qui a dû séduire une foule d'esprits distingués, désireux de quitter les nuages pour se reposer sur un terrain solide. Mais, pour l'accepter avec toutes ses conséquences, il faut voir maintenant si elle se trouve d'accord avec l'expérience et si elle est toujours sanctionnée par la clinique.

Disons bien vite que, si nous admettons comme exacts la plupart des faits chimiques qui se produisent dans l'organisme sous l'influence des alcalins, nous sommes loin d'admettre toutes les conséquences physiologiques et thérapeutiques qu'on a voulu en tirer.

Quelques exemples suffiront à prouver que cette fameuse théorie s'est fourvoyée plus d'une fois :

1° D'après elle, le premier effet d'un alcalin introduit dans l'estomac est de neutraliser les acides que contient ce dernier ; il est probable en effet qu'il neutralise quelques acides libres (les bons effets du bi-carbonate de soude dans les acidités des premières voies sembleraient le prouver.) Mais, comment concilier ce fait avec les ingénieuses expériences de M. Claude Bernard, qui prouvent que l'introduction de faibles doses d'alcalin, dans l'estomac, a pour effet invariable d'augmenter considérablement la sécrétion du suc gastrique ?

2° La goutte, disent les iatro-chimistes, est causée par la présence d'un excès d'acides dans l'économie.

Cette assertion constitue d'abord une erreur matérielle. Ce ne sont pas des acides qui constituent la matière de la goutte, ce sont surtout des produits azotés qui forment les dépôts tophacés et urinaires caractéristiques de l'affection goutteuse. En second lieu, ils ont pris l'effet pour la cause. Dira-t-on que la syphilis est causée par des rhagades à l'anus, ou des ulcérations au voile du palais? Et croira-t-on l'avoir guérie lorsqu'on aura fait disparaître quelqu'une de ses manifestations, une syphilide, par exemple?

S'ils avaient trouvé la véritable explication pathogénique de la goutte, les alcalins, en neutralisant les acides en excès, devraient non-seulement pallier, mais guérir radicalement les affections goutteuses ; ces sels devraient en être les spécifiques. Or, qui osera soutenir une pareille thèse? Tout le monde sait que l'eau de Vichy, tant vantée par le Dr Petit, n'a jamais guéri un goutteux. Comme eau alcaline, elle active les fonctions digestives, cutanées et rénales, fonctions toujours troublées à un degré quelconque chez les goutteux. En activant les fonctions de la respiration, elle permet peut-être au sang de s'oxygéner suffisamment pour éliminer les principes azotés introduits dans l'organisme par l'alimentation. Elle peut ainsi modifier la cause interne de l'affection goutteuse, de façon que cette dernière ne puisse se manifester aussi souvent par les fluxions et les dépôts critiques que nous connaissons. En un mot, elle peut éloigner les accès ou les rendre moins violents ; mais, guérir la diathèse goutteuse, c'est un rôle thérapeutique que nous ne pouvons pas lui reconnaître.

3° La théorie chimique n'a pas été plus heureuse pour le diabète que pour la goutte.

En effet, qu'est-ce que le diabète?

Voilà comment la théorie chimique répond par l'organe du savant chimiste M. Mialhe :

« Le glucose, en dehors comme en dedans de l'économie animale, est soumis aux mêmes lois chimiques.

« Il ne peut s'unir à l'oxygène qu'après avoir été décomposé, par l'intervention indispensable des alcalis libres ou carbonatés, en de nouveaux produits : acide ulmique, formique, glucique, mélassique.

« La combinaison de ces produits avec l'oxygène est une véritable combustion qui donne lieu à des résultats toujours identiques : eau, acide carbonique, matières ulmiques.

« Dans l'organisme, c'est le liquide sanguin qui fournit les éléments de décomposition et de combustion : carbonates alcalins et oxygène.

« Si ces éléments sont en quantité suffisante, le glucose se détruit complètement et ne laisse aucune trace ; s'ils sont en quantité insuffisante, le glucose non assimilé est rejeté par tous les appareils de sécrétion.

« Conséquemment, pour remédier à l'affection diabétique, il faudra replacer l'économie dans des conditions nécessaires à la décomposition et à la combustion du glucose, en administrant les carbonates alcalins et en activant les phénomènes de circulation et de respiration (1). »

Il ressort de cette citation que M. Mialhe et son école font des alcalins le spécifique du diabète, comme Petit en faisait le spécifique de la goutte.

Cette théorie se trouve en désaccord complet avec l'expérience thérapeutique qui prouve que les alcalins donnés dans les meilleures conditions, c'est-à-dire dilués dans une eau minérale, comme celle de Vichy par exemple, n'ont jamais guéri un diabétique. Or, que dire d'un spécifique qui ne peut que pallier et jamais guérir ?

D'ailleurs on cite des guérisons par d'autres agents thérapeutiques que les alcalins ; les eaux sulfureuses d'Allevard, celles de Balarue, les bains de mer, l'hydrothérapie ont procuré des guérisons.

Que devient alors la théorie, si l'on peut guérir le diabète sans décomposer le glucose à l'aide des alcalis ?

Ces critiques ne nous empêchent pas de reconnaître que l'usage des eaux minérales alcalines constitue actuellement, avec une diététique convenable, le meilleur mode de traitement contre une affection que l'on est obligé de combattre dans ses manifestations, faute de connaître sa nature intime.

Pour être juste, nous devons donc remercier la théorie chimique qui, quoique trop absolue, ne nous a pas moins enseigné le meilleur palliatif du diabète.

Du reste, l'action bienfaisante des eaux alcalines, dans cette affection, se comprend sans avoir besoin de recourir à la théorie chimique.

Par l'excitation générale de tout l'organisme, par l'activité qu'elles impriment aux fonctions de la respiration, de la nutrition, aux fonctions de la peau surtout, ces eaux peuvent corriger, pour un certain temps, ce mode vicieux de l'organisme suivant lequel ce dernier devient impropre à fournir au sang la somme d'alcalins nécessaire à la décomposition du glucose.

Aussi les eaux alcalines, celles de Vichy en particulier, sont devenues d'un usage général dans le traitement de l'affection glucosurique.

Voilà des exemples assez concluants pour légitimer nos critiques contre la théorie chimico-physiologique. Tout en réagissant contre des doctrines qui ne supportent pas toujours le critérium de l'expérience clinique, il faut cependant applaudir aux efforts de ces esprits d'élite qui fouillent sans cesse dans le corps humain, pour y découvrir les lois qui régissent notre organisme et les causes morbides qui viennent troubler l'admirable harmonie de ses fonctions. Les découvertes chimiques et physiques ont donné une impulsion féconde et imprimé un progrès réel à la science médicale ; mais quoique cette dernière leur doive beaucoup, elle ne doit pas se laisser dominer par elles. Qu'elle accepte tous les faits chimiques sévèrement contrôlés par l'expérience, très-bien ; elle ne

(1) Rapport communiqué par M. Mialhe à la Société d'hydrologie médicale de Paris, dans la séance du 24 mars 1854.

perdra rien à sortir du domaine de la spéculation pour devenir une science de plus en plus exacte. Mais qu'elle se révolte contre toute science accessoire qui voudrait l'englober tout entière et soumettre à ses lois les lois de la vie elle-même. Notre siècle a des tendances positivistes que j'approuve dans une certaine mesure et je comprends, je partage même l'impatience de certains esprits indépendants qui, fatigués des rêveries nuageuses, des systèmes exclusifs, voudraient faire enfin reposer la médecine sur un sol plus ferme, plus résistant. Mais à quoi bon remplacer une chimère par une autre chimère? Or c'en est une, que de vouloir assujettir l'organisation aux lois de la chimie. Les savants auront beau entasser dans leurs cornues réactifs sur réactifs, il y a une chose qu'ils n'y trouveront jamais, c'est la vie.

Action physiologique et thérapeutique de l'eau alcaline d'Amphion.

D'après le docteur Petit, les eaux alcalines agissent surtout en neutralisant les acides de l'économie.

Cette doctrine chimique a fait son temps et presque tous les médecins s'accordent à penser avec M. Durand-Fardel que « c'est toujours par l'excitation des fonctions générales de l'économie qu'elles agissent sur les conditions morbides générales ou locales auxquelles on les oppose. »

L'action physiologique des eaux qui nous occupent se traduit d'abord par la stimulation générale de toutes les fonctions organiques, stimulation qui s'exerce sur les fonctions de l'assimilation et l'appareil excréteur de l'urine ; au bout de quelques jours de leur emploi, l'appétit devient plus vif, les digestions se régularisent, la circulation devient plus active : les sécrétions cutanées, surtout urinaires, augmentent notablement sous l'influence de cette excitation salutaire, les forces se réveillent et tout dans l'extérieur des malades annonce le surcroît d'énergie vitale qui bientôt produira les forces médicatrices suffisantes pour éliminer les produits plastiques, faire disparaître les engorgements, les irritations anciennes qui avaient élu domicile dans l'organisme faute de réaction suffisante de sa part. Certains lecteurs pourront s'étonner que des eaux si faiblement minéralisées donnent lieu à des phénomènes physiologiques et thérapeutiques si marqués.

Je leur rappellerai que l'analyse chimique est impuissante à expliquer tous les effets des eaux minérales. Celles-ci ont une action vitale et mystérieuse dont l'analyse chimique ne nous donnera jamais la clef, et Chaptal a pu dire avec raison : « en analysant une eau minérale, on n'en dissèque que le cadavre. »

En supposant d'ailleurs que les eaux d'Evian et d'Amphion ne contiennent pas d'autres principes que la chimie n'a pu encore découvrir, les éléments minéraux qu'on leur attribue actuellement suffisent largement à expliquer leur action. Comme elles sont très-légères et très-digestives, les malades peuvent sans danger en absorber de grandes quantités qui, suivant la pittoresque expression du regrettable docteur Beau, opèrent un véritable *rinçage*, très-utile dans certaines affections goutteuses ou graveleuses déterminées. Quinze ou seize verrées de ces eaux représentent à peu près un gramme de principes alcalins ; en ajoutant ceux que la peau absorbe dans le bain, nous aurons un total qui nous permettra de comprendre leurs bons effets dans les affections tributaires de la médication alcaline. Du reste, est-il bien utile que les malades ingèrent chaque jour, quinze ou vingt grammes de bi-carbonate de soude, comme cela arrive souvent à Vichy ou à Vals ?

On nous dira que l'économie se débarrasse très-facilement de cet excès d'alcalins, soit par les urines soit par la peau : très-bien ; mais on impose à l'organisme un travail d'élimination au moins inutile s'il n'est dangereux ; et les accidents mortels qui ont quelquefois suivi de près l'usage immodéré des eaux carbo-sodiques fortes, les cas de *cachexie alcaline*, signalés par Trousseau et d'autres observateurs, sont bien faits pour prouver qu'on ne peut pas toujours impunément alcaliser les humeurs normalement acides de l'économie et enrayer l'évolution naturelle ou critique de certaines affections qui ne pourraient que s'aggraver sous l'influence d'un traitement perturbateur, et qui s'accommodent fort bien de cette excitation douce, continue de nos eaux faibles : comme la tortue de La Fontaine, elles marchent doucement pour mieux atteindre leur but.

Sans vouloir établir entre les eaux de Vichy et celles d'Evian et d'Amphion, un parallèle que n'autorise pas notre expérience, il est certain, cependant, que ces dernières conviendront mieux dans un grand nombre de cas. Ainsi les inflammations chroniques, sujettes à passer facilement à l'état aigu, les dyspepsies en général et surtout les dyspepsies par irritation, les gastralgies ou entéralgies, surtout celles qui offrent constamment de la douleur, les irritations chroniques des reins, de la vessie ou du canal de l'urèthre, les affections de matrice, voilà les états morbides qui me paraissent devoir être plus favorablement influencés par les eaux d'Evian et d'Amphion, que par les eaux carbo-sodiques fortes.

Le cadre restreint dans lequel nous nous renfermons ne nous permet pas de parler en détail de toutes les affections tributaires de l'eau alcaline d'Amphion.

Nous croyant autorisé, par les raisons développées à la page 29, à leur attribuer la même action thérapeutique qu'aux eaux d'Evian, nous nous contenterons cette année d'une simple énumération.

Nous croyons donc que les eaux alcalines d'Amphion seront, à l'instar de leurs voisines, très-utiles dans les affections suivantes :

1º Maladie du tube digestif, dyspepsie (acide, flatulente, par irritation), gastralgie, entéralgie, vomissements spasmodiques, gastrite et entérite chroniques, diarrhée, constipation, flux hémorroïdal avec colique.

2º Affections des voies génito-urinaires, néphrite chronique, névralgie rénale, gravelle, coliques néphritiques, cystite chronique (catarrhe de vessie) paralysie de la vessie, incontinence d'urine, irritation du col ou du corps de la vessie à la suite de la taille ou de la lithotritie, blennorrhée, métrite chronique, engorgement du corps ou du col de l'utérus, flueurs blanches, etc., etc.

3º Affections chroniques de l'appareil biliaire (engorgements, obstruction, calculs, coliques hépatiques), engorgements de la rate succédant aux fièvres intermittentes prolongées.

Les hôtels d'Amphion sont tenus par M. Vaillant, ancien maître d'hôtel de la Plage à Cannes (Alpes-Maritimes). La réputation bien méritée qu'il s'est acquise dans cette localité est une garantie de leur excellente tenue.

S'adresser pour l'expédition des eaux minérales d'Amphion:

A Amphion au directeur de l'établissement;

A Genève au dépôt, place du Lac n° 1.

Station de bateaux à vapeur. — Bureau télégraphique. — Salons de lecture et de conversation. — Billards. — Jeux divers. — Bals et concerts. — Péniches. — Bateaux de promenade. — Pêche.

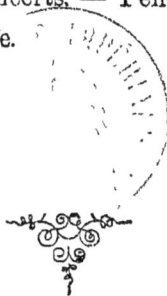

TABLE

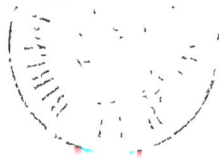

www.ingramcontent.com/pod-product-compliance
Lightning Source LLC
Chambersburg PA
CBHW060443210326
41520CB00015B/3831